# CLINIQUE

DES

# MALADIES NERVEUSES

—

UN CAS DE SUPPRESSION BRUSQUE ET ISOLÉE

DE LA VISION MENTALE DES SIGNES ET DES OBJETS

(FORMES ET COULEURS).

PARIS

IMPRIMERIE ALCAN-LÉVY

61, RUE LAFAYETTE

—

1883

Imprimerie ALCAN-LÉVY, 61, rue Lafayette et passage des Deux-Sœurs, 18, Paris

# CLINIQUE DES MALADIES NERVEUSES

---

Hospice de la Salpêtrière. — M. CHARCOT.

---

*Un cas de suppression brusque et isolée de la vision mentale des signes et des objets (formes et couleurs).*

Dans l'ouvrage important qu'il a consacré à l'étude des *Maladies de la mémoire* (1), M. Th. Ribot a parfaitement fait remarquer qu'aujourd'hui, en physiologie, la distinction des mémoires partielles, pour la première fois signalée par Gall (2), est devenue une vérité courante, et, à ce propos, il relève que déjà Gratiolet (3) avait reconnu qu'à chaque sens correspond une mémoire qui lui est corrélative et que l'intelligence a comme le corps des tempéraments qui résultent de la prédominance de tel ou tel ordre de sensations dans les habitudes naturelles de l'esprit.

A la vérité, ajoute M. Ribot, « dans la psychologie, la méthode des facultés a si bien réussi à faire considérer la mémoire comme une unité que l'existence des mémoires partielles a été complètement oubliée ou prise pour une anomalie ». Mais en psychologie comme dans toute science de faits, c'est l'expérience qui doit décider en dernier ressort. Or, celle-ci a prononcé et elle montre que, « dans la réalité, il n'y a en dernière analyse que des mémoires spéciales, où, comme disent certains auteurs, *locales.* »

Or, s'il est vrai qu'à l'état normal « les diverses formes de la mémoire » — c'est toujours M. Ribot qui parle — « ont une indépendance relative, il est naturel

---

(1) *Les Maladies de la mémoire.* Paris, 1881, p. 111, 112.
(2) *Fonctions du cerveau,* t. I.
(3) *Anatomie comparée,* t. IJ, p. 460.

qu'à l'état morbide, une forme disparaisse, les autres restant intactes. C'est un fait qui doit maintenant paraître simple, n'exiger aucune explication, puisqu'il résulte de la nature même de la mémoire. »

Dans une de ses dernières conférences cliniques, M. le professeur Charcot a rapporté un cas pathologique remarquable et bien propre à mettre en lumière, une fois de plus, l'existence en pathologie de cette suppression isolée de l'une des formes de la mémoire.

Il s'agit, dans ce cas, de la perte de la *vision mentale des objets* (*Mental Imagery* de Galton) (1), — formes et couleurs, survenue subitement chez un sujet, qui jouit, comme on le verra, même après l'accident qui l'a privé de l'une de ses plus brillantes facultés, d'une grande activité intellectuelle. L'observation, fort intéressante à divers points de vue, vaut la peine d'être racontée *in extenso*.

M. X..., négociant à A..., est né à Vienne; c'est un homme fort instruit : il connaît parfaitement l'allemand, l'espagnol, le français, et aussi le latin et le grec classiques. Jusqu'au début de l'affection qui l'a amené près de M. le professeur Charcot, il lisait à livre ouvert les œuvres d'Homère. Il savait le premier livre de l'Iliade à ne pas hésiter pour continuer un passage dont le premier vers aurait été dit devant lui. Il connaissait assez le grec moderne pour correspondre commercialement dans cette langue. Virgile et Horace lui étaient très familiers.

Son père, professeur de langues orientales à L..., possède, lui aussi, une mémoire des plus remarquables. Il en est de même de son frère, professeur de droit à W..., d'une de ses sœurs, peintre distingué; son propre fils, qui est âgé de 7 ans, connaît déjà à merveille les moindres dates historiques.

M. X... jouissait, il y a un an encore, d'une mémoire aussi remarquable. Comme celle de son père et de son fils, c'était surtout une *mémoire visuelle*. La *vision*

---

(1) Francis Galton. — *Inquiries into human Faculty*; *Mental Imagery*, p. 83, London, 1883.

*mentale* lui donnait au premier appel la représentation des traits des personnes, la forme et la couleur des choses avec autant de netteté, assure-t-il, et d'intensité, que la réalité même.

Recherchait-il un fait, un chiffre relatés dans sa correspondance volumineuse et faite en plusieurs langues, il les retrouvait aussitôt dans les lettres elles-mêmes qui lui apparaissaient dans leur teneur exacte, avec les moindres détails, irrégularités et ratures de leur rédaction.

Récitait-il une leçon alors qu'il était au collège? Un morceau d'un auteur favori plus tard? Deux ou trois lectures avaient fixé dans sa mémoire la page avec ses lignes et il récitait en lisant mentalement le passage voulu qui, au premier appel, se présentait à lui avec une grande netteté.

Pour faire une addition, M. X... n'avait qu'à parcourir les diverses colonnes de chiffres étalés devant lui, fussent celles d'un grand livre, et il alignait le total sans hésitation, tout d'un coup, sans être obligé de se livrer à ces opérations de détail, chiffre à chiffre, qu'on a coutume de faire. Il exécutait pareillement les diverses opérations de l'arithmétique.

Il ne pouvait se rappeler un passage d'une pièce de théâtre qu'il avait vu jouer sans qu'aussitôt il n'évoquât les détails de la mise en scène, le jeu des acteurs, le spectacle de la salle elle-même.

M. X... a beaucoup voyagé. Il aimait à *croquer* les sites et les perspectives qui l'avaient frappé. Il dessinait assez bien. Sa mémoire lui offrait, quand il le voulait, les panoramas les plus exacts. Se souvenait-il d'une conversation? Recherchait-il un propos? une parole donnée? Le lieu de la conversation, la physionomie de l'interlocuteur, la scène entière, en un mot, dont il ne recherchait qu'un détail, lui apparaissait dans tout son ensemble.

La *mémoire auditive* a constamment fait défaut à M. X..., ou tout au moins elle n'a jamais paru chez lui que sur le second plan. Il n'a jamais eu, entre autres, aucun goût pour la musique.

Des préoccupations graves lui vinrent, il y a un an et

demi, à propos de créances importantes dont le paie-
ment lui paraissait incertain. Il perdit l'appétit et le
sommeil; l'événement ne justifia pas ses craintes. Mais
l'émotion avait été si vive qu'elle ne se calma pas, comme
il espérait, et un jour M. X... fut frappé brusquement
de constater en lui un changement profond. Ce fut d'a-
bord un complet désarroi : il s'était produit désormais
entre son nouvel état et l'état ancien un contraste vio-
lent. M. X... se crut un instant menacé d'aliénation
mentale, tant les choses lui semblaient nouvelles et
étranges autour de lui. Il était devenu nerveux et irri-
table. En tout cas, la mémoire visuelle des formes et
des couleurs avaient complètement disparu, ainsi qu'il
ne tarda pas à s'en apercevoir, et cette constatation eut
pour effet de le rassurer sur son état mental. Il reconnut
d'ailleurs peu à peu qu'il pouvait, par d'autres moyens,
en invoquant d'autres formes de la mémoire, continuer
à diriger convenablement ses affaires commerciales.
Aujourd'hui, il a pris son parti de cette situation
nouvelle, dont il est facile de faire ressortir la différence
avec l'état primitif de M. X... décrit plus haut.

Chaque fois que M. X... retourne à A..., d'où ses
affaires l'éloignent fréquemment, il lui semble entrer dans
une ville inconnue. Il regarde avec étonnement les mo-
numents, les rues, les maisons, comme lorsqu'il y ar-
riva pour la première fois. Paris, qu'il n'a pas moins
fréquenté, lui produit le même effet. Le souvenir revient
pourtant peu à peu, et dans le dédale des rues il finit
par retrouver assez facilement sa route. On lui demande
la description de la place principale d'A..., de ses ar-
cades, de sa statue : « Je sais, dit-il, que cela existe,
mais je ne m'en puis rien figurer et je ne vous en pour-
rai rien dire » Il a autrefois plusieurs fois dessiné la
rade d'A. ., il essaie aujourd'hui en vain d'en reproduire
les lignes principales, qui lui échappent complètement.

Prié de dessiner un minaret, il réfléchit, et après
avoir dit qu'il savait que c'était une tour carrée et haute,
il trace sur le papier quatre lignes, deux verticales, plus
longues et égales, deux horizontales. La supérieure unit
l'extrémité supérieure des deux verticales et l'inférieure
se prolonge de chaque côté inégalement pour représen-

ter le sol. C'est un dessin tout rudimentaire. « Vous voulez une arcade, je parviendrai à la tracer, car je me souviens qu'un plein cintre est une demi-circonférence, qu'une ogive est formée par deux arcs, se rencontrant à angle aigu. Mais je ne *vois* pas du tout ce que sont ces choses dans la réalité. »

Le profil d'une tête d'homme que trace M. X... sur notre invitation, serait l'œuvre d'un jeune enfant. Il avoue pourtant s'être aidé, en le dessinant, de la figure des personnes qui l'entourent. Un informe griffonnage représente l'arbre qu'on l'a prié de tracer. « Je ne sais pas, je ne sais pas du tout comment cela est fait. »

Le souvenir visuel de sa femme, de ses enfants est impossible. Il ne les reconnaît pas plus d'abord que la rade et les rues d'A..., et alors même qu'en leur présence, il y est parvenu, il lui semble voir de nouveaux traits, de nouveaux caractères dans leur physionomie.

Il n'est pas jusqu'à sa propre figure qu'il oublie. Récemment, dans une galerie publique, il s'est vu barrer le passage par un personnage auquel il allait offrir ses excuses et qui n'était que sa propre image réfléchie par une glace.

Durant notre entretien, M. X... s'est plaint vivement à plusieurs reprises de la perte visuelle des couleurs. Il en semble préoccupé plus que du reste : « Ma femme a les cheveux noirs, j'en ai la plus parfaite certitude. Il y a pour moi impossibilité complète de retrouver cette couleur en ma mémoire, aussi complète que celle de m'imaginer sa personne et ses traits. »

Cette amnésie visuelle s'étend d'ailleurs aussi bien aux choses de l'enfance qu'aux choses plus récentes. M. X... ne sait plus rien *visuellement* de la maison paternelle. Ce souvenir lui était très présent autrefois, il l'évoquait souvent.

L'examen de l'œil a été complètement négatif. M. X... est atteint d'une myopie assez forte de — 7 D. Voici d'ailleurs le résultat de l'examen des fonctions oculaires de M. X..., fait avec le plus grand soin par M. le Dᵣ Parinaud, dans le cabinet ophtalmologique de la clinique : Pas de lésions oculaires ni de troubles fonctionnels objectivement constatables, si ce n'est toutefois un

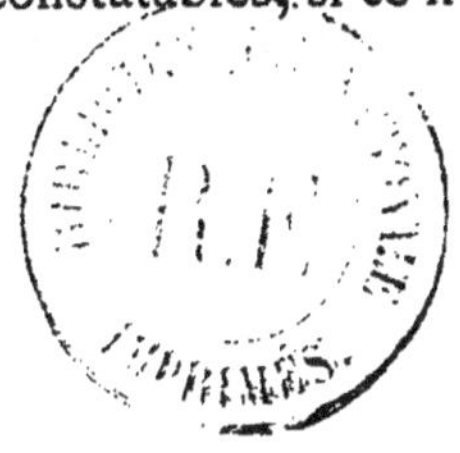

léger affaiblissement de la sensibilité chromatique intéressant également toutes les couleurs.

Nous ajouterons qu'aucun symptôme somatique n'a
précédé, accompagné, suivi cette déchéance de la mémoire visuelle observée chez notre malade.

Aujourd'hui, M. X... doit, comme à peu près tout le
monde, ouvrir ses copies de lettres pour y trouver les
renseignements qu'il désire et il doit les feuilleter
comme tout le monde avant d'arriver à l'endroit
cherché.

Il ne se souvient plus que des quelques premiers vers
de l'Iliade et la lecture d'Homère, de Virgile, d'Horace
ne se fait plus pour ainsi dire qu'à tâtons.

*Il énonce à mi-voix* les chiffres qu'il additionne et ne
procède plus que par petits calculs partiels.

Quand il évoque une conversation, quand il veut se
rappeler un propos tenu devant lui, il sent bien que
c'est la mémoire auditive qu'il lui faut maintenant con-
sulter, non sans efforts. *Les mots, les paroles retrouvés,
lui semblent résonner à son oreille, sensation toute
nouvelle pour lui.* Il faut qu'il fasse des efforts d'audition pour reproduire, par l'écriture, deux lignes que
nous lui donnons à lire dans un journal du jour. En les
lisant d'ailleurs, il exécute avec les lèvres des mouvements dont il a conscience, et, privé de la *vision mentale*, il lui est devenu nécessaire d'avoir recours à la
*parole intérieure* et aux *mouvements d'articulation de
la langue et des lèvres* pour comprendre les lignes qu'il
lit.

M. X... paraît avoir très bien analysé tout le mécanisme nouveau de sa mémoire et les remarques diverses
que fait devant lui M. Charcot, il les avait déjà pour la
plupart faites lui-même.

Depuis ce grand changement survenu en lui M. X...
doit, pour apprendre par cœur quelque chose, une série
de phrases par exemple, *lire à haute voix plusieurs fois*
ces phrases et affecter ainsi son oreille et, quand il
répète plus tard la chose apprise, il a très nettement la
sensation de l'*audition intérieure*, précédant l'émission
des paroles, sensation qu'il ne connaissait pas autrefois.

M. X... parle fort bien et fort couramment le francais. Il déclare néanmoins qu'il ne peut plus penser en français et qu'il ne parle cette langue qu'en traduisant sa pensée de l'espagnol ou de l'allemand, les premières langues qu'il ait apprises dans son enfance.

Un détail intéressant est que, *dans ses rêves*, M. X.., n'a plus comme autrefois la représentation visuelle des choses. Seule, la représentation des paroles lui reste et celles-ci appartiennent à peu près exclusivement à la langue espagnole.

En outre de la perte de la faculté de la représentation visuelle des objets, la *cécité verbale* existe chez notre malade à un certain degré. Prié d'écrire les alphabets grec et allemand, il a omis dans la série plusieurs lettres ainsi en grec, θ, ς, σ, ζ, φ, ψ, χ. Ces lettres sont tracées devant lui, il ne les reconnaît qu'après les avoir tracées lui-même et encore après d'assez longs tâtonnements, après les avoir comparées entre elles. Des mots grecs dans la composition desquels entrent les lettres en question lui sont dictés; les comprenant, il les écrit bien et délibérément, tandis que pour lire les mêmes mots écrits par une autre personne, il est obligé d'écrire au préalable ces mots. On voit par là qu'il lui faut compenser à l'aide de la main le défaut de mémoire visuelle des mots dont il est affecté à un certain degré, pour certaines langues.

Cependant les notions appartenant à la catégorie du sens musculaire, fournies par les mouvements de la main dans l'acte d'écrire, ne sont pas chez lui d'une intensité exceptionnelle. En effet si, lorsque ses yeux étant fermés, on communique à sa main les mouvements nécessaires pour écrire par exemple le mot Vienne, il est incapable de désigner le mot qu'on lui a fait écrire passivement, il est obligé de le voir et de le lire pour le désigner.

La note suivante, rédigée par le malade, à la sollicitation de M. Charcot, complétera sur plusieurs points l'observation qui vient d'être relatée, et elle fera mieux comprendre encore le désarroi temporaire et aussi le déchet permanent qui se sont produits chez lui en conséquence de la perte de la vision mentale.

« Je m'empresse de répondre à votre lettre et je vous prie de vouloir bien excuser ma connaissance imparfaite de la langue française, imperfection qui rend un peu difficile l'expression exacte de ce que je dois vous soumettre.

« Comme je vous l'ai dit, je possédais une grande facilité de me représenter intérieurement les personnes qui m'intéressaient, les couleurs et les objets de toute nature, en un mot tout ce qui se reflète dans l'œil.

« Permettez-moi de vous faire observer que je me servais de cette faculté dans mes études : Je lisais ce que je voulais apprendre et en fermant les yeux je revoyais clairement les lettres dans leur plus grand détail; il en était ainsi pour la physionomie des personnes, des pays et villes que j'avais visités dans mes longs voyages, et, comme je vous le disais plus haut, de tout objet qui avait été aperçu par mes yeux.

« Tout d'un coup cette vision intérieure a absolument disparu. Aujourd'hui même, avec la meilleure volonté, je ne peux pas me représenter intérieurement les traits de mes enfants, de ma femme, ou de n'importe quel objet me servant journellement. Donc, étant établi que j'ai absolument perdu la vision intérieure, vous comprendrez facilement que mes impressions sont changées d'une façon absolue.

« Ne pouvant plus me représenter ce qui est visible, et ayant absolument conservé la mémoire abstraite, j'éprouve journellement des étonnements en voyant des choses que je dois connaître depuis fort longtemps. Mes sensations, ou plutôt mes impressions, étant indéfiniment nouvelles, il me semble qu'un changement complet s'est opéré dans mon existence et naturellement mon caractère s'est modifié d'une façon notable. Avant j'étais impressionnable, enthousiaste, et je possédais une fantaisie féconde ; aujourd'hui je suis calme, froid, et ma fantaisie ne peut plus m'égarer.

« Le sens de la représentation intérieure me manquant absolument, mes rêves se sont également modifiés. Aujourd'hui, je rêve seulement *paroles*, tandis que je possédais auparavant, dans mes rêves, la perception visuelle.

« Comme exemple plus concluant : Si vous me demandiez de me représenter les tours de Notre-Dame, un mouton qui broute ou un navire en détresse en pleine mer, je vous répondrais que, quoique sachant parfaitement distinguer les trois choses très différentes et sachant très bien de quoi il s'agit, elles n'ont aucun sens pour moi, au point de vue de la vision intérieure.

« Une conséquence remarquable de la perte de cette faculté mentale est, comme je l'ai déjà dit, le changement de mon caractère et de mes impressions. Je suis beaucoup moins accessible à un chagrin ou à une douleur morale. Je vous citerai qu'ayant perdu dernièrement un de mes parents auquel m'attachait une amitié sincère, j'ai éprouvé une douleur beaucoup moins grande que si j'avais encore eu le pouvoir de me représenter par la vision intérieure la physionomie de ce parent, les phases de la maladie qu'il a traversée, et surtout si je pouvais voir intérieurement l'effet extérieur produit par cette mort prématurée sur les membres de ma famille.

« Je ne sais si j'explique bien ce que j'éprouve ; mais je puis vous affirmer que cette vision intérieure qui me manque aujourd'hui existait chez moi d'une façon peu ordinaire, et elle existe aujourd'hui chez mon frère, professeur de droit à l'Université de X... ; chez mon père, orientaliste, connu dans le monde scientifique, et chez une sœur, peintre d'un talent assez apprécié.

« Comme conclusion, je vous prie de remarquer que je suis obligé aujourd'hui *de me dire les choses que je veux retenir dans ma mémoire, pendant que j'avais auparavant seulement à les photographier par la vue.* »

Paris, le 11 juillet 1883.

De ce fait, on pourrait rapprocher un autre cas cité par M. le professeur Charcot dans la même conférence et où il s'agit d'un peintre âgé de 56 ans, qui, il y a quelques mois, sans accompagnement d'aucun autre trouble morbide, remarqua, à son grand chagrin, qu'il avait perdu la faculté de se représenter, d'imaginer les choses et qu'il n'était plus bon qu'à copier ; et encore pour copier est-il obligé de tenir le modèle constamment sous ses yeux de façon à ne le point perdre de vue un seul instant.

L'observation de M. X... pourrait se passer de tout commentaire; nous nous bornerons à son sujet, à de très courtes remarques.

On a vu que la grande mémoire dont jouissait encore M. X..., il y a dix-huit mois, reposait surtout sur la faculté de représentation mentale visuelle qui, chez lui, était extrêmement développée. Sous ce rapport, il appartenait à cette catégorie d'individus dont parle M. Galton (1), qui lisent en quelque sorte mentalement, chacun des mots qu'ils prononcent, comme s'il les voyaient réellement imprimés; qui, par conséquent, lorsqu'il s'agit d'exprimer une idée par un signe du langage évoquent l'*équivalent visuel* du mot et non son *équivalent auditif;* chez lesquels la représentation visuelle des objets est quelquefois tellement puissante qu'ils sont capables de projeter en quelque sorte sur le papier l'image intérieure et de l'y fixer par le dessin. Lorsqu'elle est ainsi développée cette faculté paraît être, suivant M. Galton, un don de famille, et de fait le frère, la sœur, le père de M. X... la possèdent tous à un haut degré.

Il est très remarquable que cette suppression si complète de la vision intérieure, qui place M. X... hors d'état de se représenter, de se figurer les objets, les physionomies, — à tel point que les choses, les visages qu'il a vus maintes fois lui apparaissent toujours comme nouveaux, qu'il ne sait plus dessiner de mémoire, etc., — n'ait pas eu pour effet de modifier chez lui profondément la faculté d'expression par le langage; car la représentation des signes lui fait défaut, en somme, aussi bien que celle des objets, des physionomies, des paysages, etc. Mais il y a lieu de relever à ce propos que, à partir du moment où il s'est senti privé de la mémoire visuelle, M. X... a été conduit, pour ainsi dire instinctivement, à développer sa mémoire auditive, qu'il avait, semble-t-il, jusque-là fort négligée. Autrefois, quand il voulait apprendre par cœur une série de phrases, il lui suffisait de les avoir *vues* une fois ou deux; aujourd'hui, pour obtenir le même résultat, il est obligé de *lire* les

---

(1) *Loc. cit.*, p. 96, 99.

phrases plusieurs fois, à *haute voix*, et quand le moment est venu de répéter la chose apprise, il a très nettement la situation, nouvelle pour lui, de l'audition intérieure précédant l'émission des paroles. C'est dire que, privé actuellement de l'image visuelle du signe, il a appris à évoquer son image auditive, ou, en d'autres termes, que chez lui l'*équivalent auditif* remplace l'*équivalent visuel* du mot. C'est donc là un nouvel exemple de ces « suppléances », que l'on rencontre à chaque pas dans l'histoire de l'aphasie, telle qu'elle est aujourd'hui comprise, et sur lesquelles M. Charcot a particulièrement insisté dans ses dernières leçons.

Se fondant sur l'analyse clinique d'un certain nombre de cas appropriés, M. Charcot s'est appliqué à établir dans ses leçons que ce qu'on nomme l'amnésie verbale, contrairement à une opinion assez généralement répandue, ne répond pas à une unité. Le mot, en effet, est un *complexus* ; on peut y reconnaître, chez les individus éduqués, au moins quatre éléments fondamentaux, qui sont : l'image commémorative auditive, l'image visuelle, et enfin deux éléments moteurs, c'est-à-dire appartenant à la catégorie du sens musculaire, à savoir : l'*image motrice* (1) *d'articulation* et l'*image motrice graphique* ; la première, développée par la répétition des mouvements de la langue et des lèvres nécessaires pour prononcer le mot ; la seconde, par la répétition des mouvements de la main et des doigts nécessaires pour l'écrire. Il convient de remarquer, d'un autre côté, que l'amnésie verbale, soit auditive, soit visuelle, représente en quelque sorte les premiers degrés d'affections qui, lorsqu'elles sont portées au plus haut point, constituent, l'une la surdité, l'autre la cécité verbales. Ainsi, quand l'idée étant présente, on ne peut évoquer, soit l'image auditive, soit l'image visuelle du mot qui doit la caractériser, on dira qu'il y a *amnésie verbale auditive* dans le premier cas, *amnésie verbale visuelle* dans le second ; mais quand les mots qu'on voit écrits ou qui ré-

---

(1) Image motrice : *Bewegungsbilder*, dans la nomenclature de M. Kuymane.

sonnent à l'oreille ne sont pas reconnus, on dit qu'il y a ici surdité, là cécité verbales. On pourrait, suivant le même principe, dire qu'il y a *amnésie musculaire verbale*, — celle-ci se montrant, d'ailleurs, plus ou moins accentuée, suivant les cas, — lorsque les images motrices, soit d'articulation, soit graphiques, seront en défaut. Il ne faut pas oublier, enfin, qu'en ce qui concerne le mécanisme du rappel du mot, il paraît exister des variétés individuelles assez tranchées ; les unes — et c'est peut-être le plus grand nombre — lorsqu'il s'agit de traduire l'idée par le signe correspondant, évoquent exclusivement l'élément auditif, d'autres l'élément visuel, d'autres enfin ont recours directement à l'un ou à l'autre des éléments moteurs. Ces trois grands types n'excluent pas, d'ailleurs, les formes mixtes de transition.

Si, pour plus de commodité, on voulait consentir à désigner sommairement sous les noms de *visuels*, *auditifs*, *moteurs*, les représentants de chacun de ces grands types, notre malade, M. X..., serait, par excellence, un *visuel*. D'après cela, on pourrait supposer que la suppression, ou l'obnubilation tout au moins, de la vision intérieure du signe, devra, chez lui, entraîner nécessairement avec elle de graves désordres dans l'expression par le langage. Mais c'est ici qu'intervient ce phénomène de la « suppléance », dont il a été question plus haut. Grâce à la persistance des éléments auditifs et moteurs du mot, la compensation s'est établie au point que, chez M. X..., le déchet, en réalité, ne se traduit que par des nuances délicates à peine sensibles, et que le fonctionnement du langage s'opère, en somme, à peu près comme dans les conditions normales. Au contraire, l'absence de l'élément visuel, dans la constitution de l'idée, paraît être un dommage désormais difficilement réparable.

Quoi qu'il en soit, on ne saurait méconnaître que la suppression possible et réalisée aujourd'hui dans de nombreux exemples de tout un groupe de souvenirs, de toute une catégorie d'images commémoratives, sans participation des autres groupes, des autres catégories, est un fait capital en pathologie aussi bien qu'en physiologie cérébrales; il conduit nécessairement à admettre que ces groupes divers de souvenirs ont leur siège dans certaines régions déterminées de l'encéphale, et il s'ajoute aux preuves qui établissent, d'autre part, que les hémisphères du cerveau consistent en un certain nombre d'organes différenciés, dont chacun possède une fonction propre, tout en restant dans la connexion la plus intime avec les autres. Cette dernière proposition est, d'ailleurs, aujourd'hui généralement admise par ceux qui étudient les fonctions du cerveau, non seulement chez les animaux, dans le laboratoire, mais encore et surtout chez l'homme par les procédés de la méthode anatomo-clinique.

D. BERNARD.